AF457703

NOTE

SUR

QUELQUES INDICATIONS THÉRAPEUTIQUES

DE ROYAT

PAR

LE DOCTEUR ED. FREDET

ANCIEN INTERNE DES HOPITAUX DE PARIS, MÉDECIN CONSULTANT A ROYAT

I. Le Diabète et les Diabétides.
II. Le Vaginisme. — III. Les Varices.
IV. Anémie, Lymphatisme, Adénites des enfants.
V. Les Maladies des voies respiratoires.

PARIS
IMPRIMERIE ET LIBRAIRIE CENTRALES DES CHEMINS DE FER
IMPRIMERIE CHAIX
SOCIÉTÉ ANONYME AU CAPITAL DE SIX MILLIONS
Rue Bergere, 20
1885

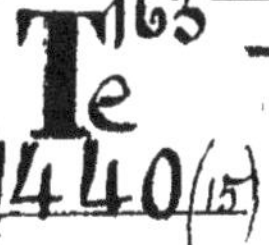

AVANT-PROPOS

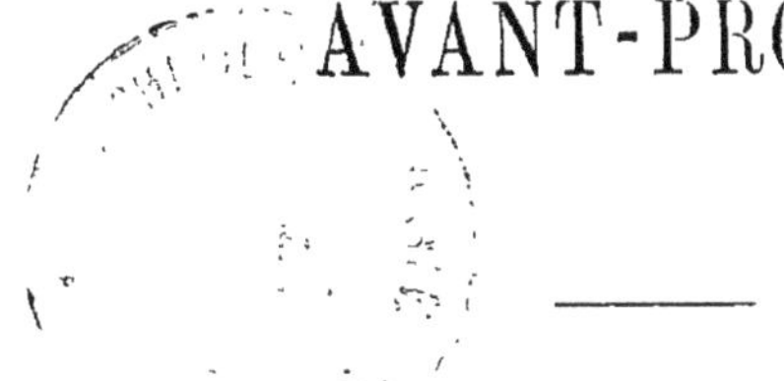

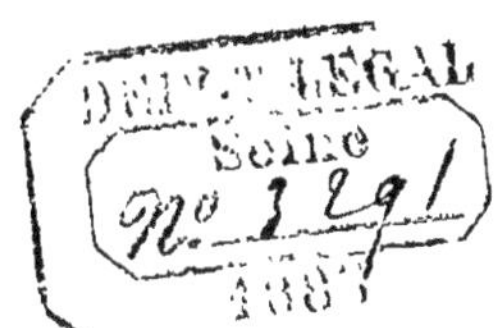

En publiant ces notes, mon but est de signaler d'une manière aussi exacte et aussi concise que possible quelques propriétés thérapeuthiques des eaux minérales de Royat.

Les longs mémoires ne sont pas lus; aussi resumerai-je en peu de mots les faits qu'une pratique de plus de douze années dans cette station, devenue si importante depuis 1870, m'a révélés pour faire profiter de ma faible expérience mes confrères du corps médical.

Tout le monde connaît Royat aujourd'hui, il est donc inutile de le décrire, et, dans la série des stations françaises assimilées à celles de l'Allemagne, chacun sait qu'il est désigné sous le nom *d'Ems français*.

Les eaux de Royat appartiennent à la classe des eaux bicarbonatées mixtes, chlorurées-sodiques, lithinées, ferrugineuses et arsénicales. Ce sont des eaux alcalines toniques et reconstituantes. Elles présentent une triple indication dans le traitement :

1° Des maladies dites de misère physiologique : anémie, chlorose, névroses, affections utérines consécutives, diabète et diabétides ;

2° De l'arthritisme (goutte et rhumatisme, affections cutanées des arthritiques), principalement de *l'arthritisme viscéral* des sujets anémiques;

3° Des maladies des voies respiratoires des arthritiques et des anémiques (asthme, bronchites, pharyngo-laryngites, catarrhes).

Dans cette étude, je n'ai pas l'intention de parcourir toute la série des affections se rattachant d'une façon plus ou moins directe à ces trois groupes. Cela a d'ailleurs été fait et par moi et par d'autres en ce qui concerne la chloro-anémie, la goutte et ses manifestations diverses et leur traitement à Royat. Je veux seulement en distraire quelques-unes sur lesquelles j'ai porté plus spécialement mon attention. Telles seront :

I. Le diabète et les diabétides;

II. Le vaginisme;

III. Les varices;

IV. Les maladies de l'enfance : anémie, lymphatisme, adénites;

V. Les maladies des voies respiratoires.

NOTE

SUR

QUELQUES INDICATIONS THÉRAPEUTIQUES

DE ROYAT

I

LE DIABÈTE ET LES DIABÉTIDES A ROYAT

Loin de moi la pensée de mettre en doute les effets remarquables des eaux de Vichy, Vals, Carlsbad, Capvern ou de La Bourboule dans le diabète ou la glycosurie; les travaux de Ticier et de Danjoy sont trop récents et trop bien marqués au coin de la probité scientifique pour que la conviction à cet égard ne soit pas bien arrêtée.

Mais je tiens à montrer, par les quelques observations de diabète amélioré et corrigé à Royat, que les eaux de cette station sont indiquées dans le traitement de cette affection ; affection où les fonctions organiques sont si profondément troublées et où les forces sont, presque toujours, dans un anéantissement complet.

Le diabète se présente sous deux aspects bien connus et bien différents. Dans une première catégorie, il faut ranger les diabétiques chez lesquels il est difficile de soupçonner la présence du sucre dans les urines, et qui conservent les apparences d'une bonne santé, gardent leur embonpoint et leurs forces. Dans la seconde, il faut placer ceux chez qui cette affection exerce rapidement ses ravages ou provoque des désordres plus ou moins accusés. Ces désordres sont l'amaigrissement, la fonte de l'individu, la perte des forces et du sens génésique.

La plupart des médecins admettent cette classification. C'est ce que les Allemands appellent le grand et le petit diabète. Ce sont les diabètiques gras et les diabètiques maigres d'après Jaccoud, suivant que les malades brûlent ou ne brûlent pas leur propre substance pour faire de l'urée.

Quelques médecins réservent même le terme de glycosurie soit au petit diabète soit au diabète gras, et je suis de ce nombre. Dans tous les cas, on peut trouver du sucre dans les urines dans le cours de quelques maladies, telles que certaines affections cérébrales et dans certains états physiologiques tels que la grossesse. Je ne traite jamais d'eczémateux, surtout des malades atteints de prurit ou d'eczéma des parties génitales, sans examiner leurs urines, et j'y trouve souvent du sucre.

Enfin il est un symptôme sur la valeur duquel a insisté avec raison M. Danjoy dans un mémoire très étudié « sur quelques cas de glycosurie et de diabète à La Bourboule » qui consiste dans la production, ou mieux l'augmentation de l'urée chez les diabètiques. C'est l'affection que M. Lécorché désigne sous le nom de glycosurie azoturique.

Cette surabondance d'urée tient à la transformation des matières azotées provenant de la désassimilation de l'individu.

Or, comme on le verra dans les observations que je donne ici, la moyenne de la sécrétion de l'urée n'est pas augmentée par le traitement minéral de Royat. Je dois ajouter que pendant la cure, je n'ai imposé aucun régime spécial aux malades qui ont vécu de la vie commune d'hôtel. Quant au terme *diabétide*, on sait ce que l'on entend par là. Le mieux est de donner la définition de M. le professeur Fournier.

La diabètide est une dermatose diabètique affectant la modalité eczémateuse. On la nomme diabètide parce qu'elle est d'abord le produit du diabète, et ensuite parce que ce mot a l'avantage de désigner l'affection par son caractère spécial, qui en constitue l'essence et la spécificité. On l'appelle diabètide, de même qu'on appelle syphilides les éruptions qui dérivent de la syphilis, scrofulides celles qui naissent de la scrofule.

Les diabètides que j'ai observées le plus souvent sont l'eczéma, l'érythème, le prurit, l'herpés, principalement des parties génitales, du gland et du prépuce chez l'homme, des grandes et des petites lèvres chez la femme et qui, je dois le dire, sont souvent guéries et avantageusement modifiées par le traitement externe et interne de Royat.

Observation I.

DIABÈTE ET DIABÈTIDE GÉNITALE.

M. X. 45 ans, notaire des environs de Clermont vint me consulter à Royat pour un phimosis avec balano-posthite dont il était atteint depuis quelque temps et qu'il désirait, dit-il, faire opérer. Cette affection m'inspira des doutes sur son origine et bien m'en prit. En interrogeant le malade, je m'assurai que M. X. se plaignait de soif vive, avait perdu de son embonpoint et de ses forces; les gencives étaient malades et ulcérées.

Je demandai à examiner les urines — il y avait près de 80 grammes de sucre par litre. J'instituai immédiatement un traitement hydro-minéral qui fut continué pendant trois semaines et au bout de ce temps, M. X... était guéri complètement de sa balanite diabétique, de sa gingivite ulcéreuse et le sucre des urines de 78gr,10 était descendu à 21gr,05.

ANALYSE DE L'URINE

Dates.	Densité.	Sucre.	Urée.
1882 Juillet, 3........... ...	1033	78gr,10	»
— — 5.............	1041	72 37	- »
— — 23............	1026	21 05	19gr,73
1883 Juin, 28............	1026	24 75	13 54
— Juillet, 8.......... ..	1025	10 80	14 85

Après sa première cure, M. X..., qui était arrivé à Royat avec 78gr,10 de sucre par litre d'urine, quittait notre station n'ayant plus que 21 grammes.

L'amélioration se maintint toute l'année qui suivit, avec disparition complète des accidents tels que polydipsie, gingivite, diabétide génitale, et réapparition des forces. En 1883, il fait une deuxième cure, et venu avec 24gr,75 de sucre il part de Royat avec 10gr,80.

M. X... que je vois quelquefois, a maintenant une santé satisfaisante, bien qu'il ait encore un peu de glycose dans ses urines, il peut vaquer à ses occupations, chasser même et s'applaudit comme moi du résultat obtenu.

Je puis certainement citer ce cas comme un des beaux succès de la cure de Royat dans le diabète et les diabétides.

Observation II.

M. X..., 50 ans, est atteint de Dyspepsie depuis plusieurs années avec affaiblissement général progressif. Les urines analysées par M. Rocher, pharmacien, donnent le résultat ci-dessous :

Dates.	Densité.	Sucre.	Urée.	Albumine.
—	—	—	—	—
1883 Juillet, 9.........	1032	14gr,40	26gr,65	»
— — 21........	1020	1 35	16 25	»
— — 25........	1024	» 44	19 45	»

Dans cette observation, la quantité de sucre tombe après trois semaines de traitement de 14gr,40 à 0gr,44.

Ce malade a passé assez bien l'année suivante ; sa dyspepsie était amendée considérablement et ses forces avaient en partie reparu. Depuis je n'ai pas eu de nouveaux renseignements sur sa santé.

Observation III.

M. A..., 60 ans, vint pour la première fois à Royat en 1880. C'est un homme très soigneux de sa personne ne faisant aucun écart de régime et appartenant à la classe des diabètiques que l'on pourrait appeler les diabètiques latents. Il n'existe aucun symptôme grave tels que polydipsie, boulimie, etc.

C'est le malade lui-même qui me dit qu'il est glycosurique.

J'ai vu ce malade pendant cinq ans consécutifs ; j'ai donc pu le suivre de près et puis fournir à son sujet des renseignements très précis.

EXAMEN DES URINES :

Date.			Densité.	Sucre.	Urée.	Albumine.
—			—	—	—	—
1880	Juin,	27.......	1022	27gr,05	» »	»
—	Juillet,	4.........	1027	10 53	10gr,07	»
1881	Juin,	16........	1026	21 85	» »	»
—	—	26........	1024	11 25	» »	»
—	Juillet,	6.........	1029	13 60	» »	»
—	—	10........	1020	5 10	» »	»
—	—	16........	1020	2 75	» »	»
—	—	26........	1026	8 63	15 »	»
1882	Juin,	25........	1026	7 8	8 16	»
—	Juillet,	10........	1025	11 10	21 10	»
1883	—	1.........	1031	18 75	23 17	»
—	—	8.........	1034	16 58	25 07	»
—	—	10........	1029	11 25	16 80	»
—	—	11........	1028	13 »	7 20	»

En 1884, je revois le malade qui arrive dans un état de misère physiologique des plus marqués, il a une forte proportion d'albumine dans les urines ; il est de plus atteint d'hypertrophie de la prostate et je le trouve tellement affaibli que je me contentai de lui prescrire le repos et les toniques. Le pronostic était devenu grave.

Dans cette observation, il y a ceci à noter, c'est que tant que le malade n'a pas été touché par une autre affection que le diabète, le traitement hydro-minéral de Royat a toujours déterminé un abaissement dans la production du sucre.

Observation IV.

DIABÈTE.— PLAIE GANGRÉNEUSE DE LA JAMBE D'ORIGINE DIABÉTIQUE

Il s'agit d'une dame âgée de 60 ans, amaigrie, débilitée et présentant au tiers inférieur de la jambe une plaie de la grandeur d'une pièce de cinq francs en argent, gangréneuse, d'origine diabétique.

Voici l'analyse de ses urines (M. Rocher) :

Date.		Densité.	Sucre.	Urée.	Albumine.
—		—	—	—	—
1883.	Juillet 10.....	1041	53,10	19,80	0
—	Juillet 26.....	1018	19,27	7,25	
—	Août 15.....	1022	12,37	17,85	

Cette malade a fait une cure de 35 jours. Le traitement a consisté seulement dans de l'eau minérale en boisson. A la fin de sa cure, elle n'avait plus que 12e,37 de sucre, la plaie gangréneuse de la jambe était *guérie*, ses forces avaient reparu.

Observation V.

M. X..., 50 ans, a fait des excès de travail. Débilité et névrose consécutives. Avant de venir à Royat, M. X... émettait 5 litres d'urine par jour, et la quantité de sucre était de 75 grammes par litre. Après une première cure, il n'en a plus que 50 grammes et n'émet que 2 litres d'urine par jour (1880).

M. X... revient à Royat en 1883.

Date.	Densité.	Sucre.	Urée.	Albumine.
1883. Juin 22.....	1039	68,62	10,55	0,27
— Juillet 8.....	1036	65 25	11,25	Traces.

L'amélioration est moins accusée que la première fois; il est vrai que trois années se sont écoulées depuis la première cure et que l'albumine s'est montrée depuis dans les urines, et dès que les malades deviennent albuminuriques, j'ai remarqué que les succès obtenus sont relatifs.

Les observations VI, VII et VIII qui suivent, ne donnent que des chiffres et concernent des malades dont je n'ai pas eu la direction. L'analyse m'a été communiquée par M. Rocher, ph.

Observation VI.

EXAMEN DES URINES :

Date.	Densité.	Sucre.	Urée.	Albumine.
1883. Juillet 19.....	1021	11,25	13,54	0,36
— Août 7.....	1021	8,10	15,45	0,44

Observation VII.

EXAMEN DES URINES :

1881. Août 2.......	1042	86^{gr}	11,25	0
— Septembre 2.	1039	72,50	11,25	»
— Septembre 9.	1038	64,20	»	»
— Septembre 16.	1038	60	»	»

Observation VIII.

EXAMEN DES URINES :

Date.	Densité.	Sucre.	Urée.	Albumine
1882. Août 19.	1038	10.21	38.39	traces
— Août 29.	1020	2.56	17.89	»
— Septembre 7.	1016	2.50	» »	»

Observation IX.

M. X, 45 ans, grand, de belle apparence, se sent néanmoins affaibli depuis quelque temps. Il vient à Royat en 1883. Voici le résultat d'une cure de vingt jours :

EXAMEN DES URINES

Date.	Densité.	Sucre.	Urée.	Albumine.
1883. Juin 28	1032	9.10	30.27	»
— Juillet 17	1028	5.17	20.10	»

Observation X.

EXAMEN DES URINES

Date.	Densité.	Sucre.	Urée.	Albumine.
1881. Septembre 2	1029	43.50	14 »	»
— Septembre 9	1028	39.10	» »	»
— Septembre 16	1028	33.25	» »	»
1882. Août 27	1046	51.50	» »	traces
— Septembre 9	1018	11.10	» »	—
1883. Août 23	1040	49.50	15 18	0.72
— Septembre 3	1032	29.25	16.65	0.37
Septembre 11	1026	4.50	21.25	»
— Septembre 15	1019	7.87	13.07	0.16

Ce malade, âgé de 50 ans, a été observé pendant trois ans, la première cure abaisse le sucre de 43gr.58 à 23gr.25 ;

La deuxième, de 51gr.50 à 11gr.10, mais on commence à constater la présence des traces d'albumine dans l'urine ;

La troisième fait tomber le sucre de 49gr.50 à 7gr.87. Le chiffre minima avait été de 4gr.50. Mais dans une première analyse, en 1883, on trouve 0gr.72 d'albumine qui est ramenée à 0 gramme, puis à 0gr.16. Quant à l'urée, la moyenne s'est maintenue entre 15 et 16 grammes.

Observation XI.

M. X, 48 ans, dyspeptique, fatigué par de grands travaux intellectuels, a maigri et a perdu ses forces. A son arrivée à Royat, ses urines contiennent 21gr.45 de sucre par litre. Après vingt-quatre jours de cure, il ne présente plus que 8gr.60 de sucre et son état général est notablement amélioré.

Date.	Densité.	Sucre.	Urée.	Albumine.
1881. Juillet 17	1034	21.45	20.75	»
— Août 11	1027	8.60	17.65	»

Je ne cacherai point que dans les onze observations que je viens de donner, il y a une lacune, consistant dans l'absence de l'indication des quantités d'urine traitées par vingt-quatre heures, indication qu'il est difficile de se procurer en dehors d'une salle d'hôpital; néanmoins on peut constater : 1° que dans toutes, le sucre a diminué et en notable proportion dans quelques-unes; 2° que l'urée, lorsque son analyse a été faite, a éprouvé des variations assez marquées, variations tenant sans aucun doute à une modification plus ou moins importante apportée aux phénomènes de nutrition; que sa quantité a, d'une manière générale, plutôt diminué qu'augmenté; 3° que la densité, c'est-à-dire l'acidité des urines, a diminué par l'usage de l'eau minérale alcaline; 4° que l'albumine a diminué dans deux cas, qu'elle a augmenté dans un, qu'elle est restée stationnaire dans d'autres.

Quoi qu'il en soit, je reste convaincu que lorsqu'un malade est en même temps diabétique et albuminurique, l'efficacité du traitement est beaucoup moindre, qu'elle est même nulle quelquefois, parce qu'à ce moment, les modifications organiques sont telles que la restauration devient presque impossible.

Comment agissent thérapeutiquement les eaux de Royat dans les cas qui nous occupent? A titre d'alcalins analeptiques ou reconstituants. Il y a en effet une double action bienfaisante sur laquelle j'insisterai volontiers. La vertu des alcalins dans le traitement du diabète est connue depuis longtemps. Dans la majorité des cas, on obtient rapidement la diminution du sucre dans les urines et de la polyurie. Leur action est d'autant mieux marquée qu'on les emploie chez les diabétiques *goutteux*, et personne n'ignore aujourd'hui l'efficacité des eaux *lithinées* de Royat contre les accidents de la *goutte atonique*.

Mais aux alcalins contenus à la dose de près de deux grammes par litre dans l'eau de Royat, il faut ajouter l'action du chlorure de sodium (1^{gr} 728 par litre) et de l'arséniate de soude (6 milligrammes par litre) que renferment les eaux de cette station.

Le chlorure de sodium a été recommandé avec juste raison dans le traitement du diabète, car le sel marin agit sur la nutrition et vient combler le déficit des chlorures entraînés par les urines.

L'arsenic est dans le même cas. Le docteur Lécorché pense que ce médicament agit d'une manière spéciale sur le foie et la sécrétion de cet organe, et il le prescrit volontiers dans le traitement du diabète.

Ces deux médicaments agissent d'autant mieux comme reconstituants qu'ils sont employés *à petites doses; à dose massive*, c'est l'effet contraire qui se produirait.

La conclusion de cette note est :

1° Que, comme beaucoup d'autres sources minérales, l'eau de Royat agit efficacement sur le diabète ;

2° Que, dans la presque totalité des cas, la quantité de sucre diminue par leur usage, sans que le malade suive, pendant la cure, un régime spécial ;

3° Que l'urée n'augmente pas;

4° Que son action est d'autant plus efficace que les malades sont débilités, goutteux ou anémiés et ont besoin d'un traitement reconstituant;

5° Que les *diabétides* ou affections de la peau ayant une origine diabétique sont *guéries* ou améliorées par le traitement interne et externe de Royat.

II

LE VAGINISME

Il faut entendre par vaginisme cette sensibilité spéciale, maladive et douloureuse ressentie par certaines femmes au moindre contact éprouvé par les organes génitaux externes, si bien que toute cohabitation devient impossible par suite de la souffrance qu'elle entraîne. Cette affection existe chez les jeunes filles, mais il est rare que le médecin soit consulté avant le mariage. C'est donc surtout chez des jeunes femmes que nous avons pu en observer quelques cas.

A quoi tient cette sorte de perversion du sens génital, ce

trouble fonctionnel ? A une hyperesthésie des grandes, mais surtout des petites lèvres, de la vulve en un mot et de l'entrée du conduit vaginal. Généralement, cette affection s'observe chez les femmes nerveuses, chloro-anémiques ou rhumatisantes, sans trace d'inflammation ancienne ou récente de l'utérus, de ses annexes ou des organes contenus dans le petit bassin. C'est le vaginisme essentiel, celui des jeunes filles ou des femmes qui n'ont jamais eu d'enfants. Mais il se voit aussi chez des femmes ayant eu une ou plusieurs grossesses, atteintes après leurs couches d'une inflammation du tissu cellulaire du petit bassin, de pelvi-métrite ou de phlegmon péri-utérin. La cause du vaginisme doit être attribuée alors à l'inflammation pelvienne et à la compression que ce processus inflammatoire exerce sur le plexus nerveux du petit bassin.

Comme dans toute maladie, il y a des degrés et l'on observe l'hyperesthésie la plus légère jusqu'à la plus accentuée, telle que le simple contact du doigt ou d'une sonde devient excessivement douloureux.

Dans les divers types du vaginisme, qu'il soit essentiel ou d'origine inflammatoire, Royat est toujours utile soit comme sédatif, soit comme résolutif des exsudats inflammatoires.

J'ai vu souvent cette hyperesthésie vulvaire calmée par le bain prolongé et surtout par le bain et la douche de gaz acide carbonique pris chaque jour et même deux fois par jour pendant 15 à 20 minutes.

J'ai néanmoins constaté l'inutilité du traitement dans deux cas tellement accentués que la dilatation brusque accompagnée du débridement de l'anneau vulvaire, sous le sommeil chloroformique, opérée postérieurement au traitement, resta sans résultat.

En dehors de la médication générale appliquée aux malades suivant l'état de leurs forces, leur tempérament, nous utilisons à Royat le gaz acide carbonique sous forme de bains, de douches ou d'injections vaginales.

La malade assise dans une baignoire recouverte d'une toile de caoutchouc reçoit le contact direct du gaz carbonique émané de la source principale. Après quelques minutes d'immersion elle accuse une sensation de chaleur dans la région périnéale et lombaire. Le gaz agit alors à titre de calmant, d'anesthésique, soit par contact direct, soit par absorption déterminant une sorte d'asphyxie des capillaires.

Herpin de Metz a démontré jadis que le gaz acide carbonique agit comme résolutif dans les affections utérines; il faut y ajouter son action comme sédatif spécial des affections douloureuses des organes génitaux.

III

LES VARICES

J'ai eu l'occasion de voir beaucoup de malades qui venaient à Royat pour s'y soigner d'affections diverses, et qui présentaient en même temps un état variqueux plus ou moins accusé des membres inférieurs. Bien que cette affection soit connue de tout le monde, je tiens néanmoins à appeler l'attention sur ce fait : que les varices des membres inférieurs que j'ai observées, siégeaient sur des personnes de l'âge moyen de la vie, que les femmes en étaient plus souvent atteintes que les hommes (excepté dans la classe ouvrière); que, chez elles, le développement variqueux paraissait dépendre d'une ou de plusieurs grossesses antérieures, qu'il était plus marqué sur un membre que sur un autre, que la dilatation des veines occupait soit et principalement la partie inférieure de la jambe, soit la jambe entière et quelquefois tout le membre inférieur en se prolongeant jusqu'à l'abdomen.

Les varices sont très gênantes pour la marche; elles déterminent rapidement la fatigue en amenant de la lourdeur et du gonflement du membre, surtout le soir; elles s'enflamment parfois et il peut survenir de la phlébite, entraînant comme conséquence ultérieure un engorgement douloureux persistant sous forme de nodosités irrégulières sensibles au moindre contact. Les tuniques vasculaires s'hypertrophient, s'épaississent, surtout la tunique moyenne.

Le tissu cellulaire des parties voisines finit aussi par s'épaissir, s'altérer et s'infiltrer d'une lymphe blanchâtre qui lui donne un aspect lardacé. La peau elle-même présente souvent une inflammation chronique, de la rougeur violacée. Il peut enfin s'établir en ce point, soit d'emblée, soit à la suite du moindre choc, une ulcération qui peut persister et qui a peu de tendance à guérir.

C'est surtout contre cet état que le bain de Royat agit puissamment à titre de fondant et de résolutif.

Des malades qui ne pouvaient marcher que difficilement, éprouvaient, après quelques bains prolongés, une amélioration notable. Les indurations veineuses disparaissent peu à peu. Les plaques violacées, compagnes ordinaires de cette circulation défectueuse et les précurseurs de l'ulcère variqueux, s'éteignent et se fondent; la peau reprend sa souplesse, le volume des veines diminue, et le malade se sent plus alerte et plus dispos.

Le bain minéral agit donc, et par sa douce chaleur, par son électricité, et par ses principes alcalins pour accomplir cette transformation.

Ce que je viens de signaler est d'observation constante pour tous les variqueux, et l'étude attentive de ces malades me permet d'affirmer qu'ils retirent toujours un bénéfice considérable du *traitement balnéaire* de Royat.

IV

QUELQUES AFFECTIONS DE L'ENFANCE : ANÉMIE, LYMPHATISME, ADÉNITES.

Les eaux de Royat renferment en dissolution du chlorure de sodium, de la chaux, de l'iode, de l'arsenic, du fer et doivent théoriquement être appropriées au traitement des maladies de l'enfance. Mais il est bon de s'entendre sur ce point. Je ne veux pas parler ici des diverses affections auxquelles, comme les grandes personnes, les enfants n'échappent pas, telles que les maladies des voies respiratoires et digestives plus ou moins diathésiques, et soumises aux mêmes indications thérapeutiques; je ne veux toucher ici qu'à ce qui leur est spécial en quelque sorte, à ce que j'appellerai leur tempérament et aux manifestations de ce même tempérament presque toujours lymphatique. Je réclame comme tributaire de Royat, le lymphatisme, où à parler plus nettement, les affections que l'on range dans les première et deuxième périodes de la diathèse strumeuse, préférant la Bourboule plus chlorurée-sodique, plus arsénicale, ou Salins pour le traitement de la troisième et quatrième période de la scrofule, c'est-à-dire pour le traitement des tumeurs blanches, des osteo-périostites, de la diathèse scrofuleuse battant son plein.

Mais je ne saurais trop appeler l'attention sur les résultats heureux obtenus à Royat chez les enfants lymphatiques, enfants présentant le type ci-dessous : visage pâle et bouffi, langueur générale, inappétence, fonctions digestives paresseuses, nutrition et assimilation défectueuses, engorgement ganglionnaire facile survenant dans la région cervicale et sous-maxillaire, prédisposition au coryza, à l'angine tonsillaire, aux bronchites, à la diarrhée, sensibilité au froid et circulation mauvaise.

Nous pouvons, à ces états divers, assigner une cause unique, le lymphatisme ou la scrofule bénigne.

Eh bien ! sous l'influence de l'air vivifiant de cette partie de l'Auvergne, de l'eau minérale en boisson, des bains, principalement des bains de piscine que l'on peut considérer comme *des bains de mer tièdes*, de l'exercice qui y est pris, l'appétit se relève, les fonctions de la peau se font mieux, le besoin d'activité propre à l'enfance reparaît.

Les enfants prédisposés d'ailleurs à l'inflammation des voies respiratoires ou au gonflement des amygdales trouvent, dans les salles d'aspirations ou à la pulvérisation, des modificateurs énergiques. Pour ceux qui présentent de l'adénite cervicale, sous-maxillaire ou autre, l'action directe et résolutive de la douche locale, laissant arriver l'eau sur la région malade avec une pression variable et avec toutes ses qualités physico-chimiques, détermine le plus souvent la résolution de l'engorgement ganglionnaire.

En résumé, toute cette catégorie d'enfants qui, sans être malades, présentent cet état connu sous le nom de *lymphatisme*, s'accompagnant d'un alanguissement fonctionnel ; tous les enfants affectés des accidents de la première et deuxième périodes de la scrofule : inflammation des muqueuses respiratoires et digestives, engorgements ganglionnaires, peuvent sûrement être dirigés sur Royat dont ils n'obtiendront que de bons effets. Les affections plus graves de la diathèse scrofuleuse étant justiciables d'eaux minérales plus salines, en tête desquelles je placerais volontiers la Bourboule.

V

LES AFFECTIONS DES VOIES RESPIRATOIRES A ROYAT

Il vient chaque année à Royat, beaucoup de malades atteints d'affections respiratoires et leur nombre va en augmentant tous les ans. Cette confiance dans l'action thérapeutique de cette station n'est pas nouvelle à ce point de vue ; depuis longtemps les habitants de Clermont et des villages environnants venaient traiter à la source Eugénie leurs bronchites et leurs catarrhes. Nivet et Allard sont très explicites à cet égard. Depuis, des faits nombreux sont venus légitimer l'empirisme des malades et l'opinion éclairée de ces deux médecins. Aujourd'hui, l'établissement thermal compte 4 salles d'aspiration qu'il faudra agrandir ou dont il faudra augmenter le nombre. Sur quelle base cette réputation s'est-elle établie ?

D'abord sur l'empirisme des malades ; puis, quand une méthode philosophique est venue classer les maladies suivant les diathèses, il a bien fallu reconnaître que les affections des organes respiratoires comme celles des organes digestifs ou autres avaient souvent une origine constitutionnelle et qu'il y avait un certain sens médical à traiter ces affections par les eaux minérales qui ont la prétention justifiée de combattre cette même origine constitutionnelle.

Il y a donc des coryzas, des angines, des laryngites, des bronchites, des phthisies arthritiques, comme il y en a de scrofuleuses ou d'herpétiques. C'est la première catégorie que peut réclamer Royat aussi bien que d'autres stations plus vantées.

« L'eau de Royat, dit Gubler, sera employée avec succès dans les affections des voies respiratoires, dans les altérations pulmonaires et surtout dans les états diathésiques qui président à la formation des tubercules. »

Que dit à son tour Rotureau? « Dans les affections des organes de la respiration, comme le catarrhe pulmonaire chronique, l'asthme ne reconnaissant pas pour cause une lésion organique, la pneumonie, la bronchite, la laryngite et la pharyngite chroniques et même subaiguës, l'action curative des eaux de Royat, administrées à l'intérieur, se rapproche de celle des eaux d'Ems. A cet égard, je mettrais en première ligne la station française, dont l'eau en boisson a tout autant d'efficacité que ces dernières dans les états pathologiques sus-indiqués, et qui possède, en plus, des salles d'aspiration, qui sont surtout la partie la plus active et la base d'un traitement inconnu à l'établissement de l'ancien duché de Nassau. »

Mais il ne suffit pas de juger d'après le vieil adage : *Magister Dixit*, il faut que les faits viennent nous donner raison.

Je ne veux certes pas ressusciter la vieille querelle entre les eaux minérales sulfureuses et les eaux alcalines arsénicales, et je suis tout à fait de l'avis de Labat lorsqu'il écrit avec tant de bon sens et de logique : « Où est la vérité au milieu de ces assertions contradictoires? Que feront les médecins en face d'une polémique si bien nourrie? où enverront-ils leurs phthisiques qui leur pèsent sur les bras? si j'osais donner un conseil, je dirais : ne les envoyez ni en Auvergne, ni aux Pyrénées, si la maladie est trop avancée. » Il ajoute toutefois qui si l'élément catarrhal ou rhumatismal prédomine, c'est sur l'Auvergne qu'on doit les diriger; si c'est l'élément scrofuleux sur les Pyrénées.

Mais il n'y a pas seulement que la phthisie et il faut bien

compter avec la liste plus nombreuse des affections catarrhales ou rhumatismales des organes respiratoires.

Je vais donc insister sur les points suivants :

1° Comment agissent les eaux?

2° Que devient le malade pendant la cure?

3° Quelle est l'influence de l'altitude et du climat sur le malade et l'efficacité du traitement?

A Royat, l'eau minérale est employée dans le traitement des affections respiratoires, en boisson et en aspiration comme au Mont-Dore. Je considère le bain comme secondaire dans la question qui nous occupe, à moins qu'il ne serve à rappeler les fonctions physiologiques de la peau; quant à la pulvérisation, c'est un moyen mécanique sur lequel il n'y a pas lieu d'insister.

L'eau en boisson prise surtout le matin à jeun, est bien tolérée par l'estomac, beaucoup mieux que celle prise le soir. Cette observation a été faite à Royat et ailleurs. Elle manifeste son action par une augmentation de la sécrétion urinaire, et dès les premiers jours de son emploi, les malades, les arthritiques principalement rendent une quantité plus ou moins grande de sables ou de graviers rouges d'acide urique. « La semaine des sables » existe donc aussi bien à Royat qu'au Mont-Dore.

Quant au retour à l'état aigu d'une pharyngo-laryngite ou d'une bronchite, je ne l'observe que si le malade prend froid, ou si un moyen trop énergique comme un jet trop violent de pulvérisation est dirigé sur le fond de la gorge.

Il en est de même de certaines diarrhées qu'il faut attribuer, non à l'eau qui resserre plutôt qu'elle ne relâche, mais au changement de nourriture, à un refroidissement, quand les malades se tiennent imprudemment dehors le soir.

Elles rendent aussi indolores les dysménorrhées et les menstruations douloureuses; elles excitent aussi, eaux fortunées! le sixième sens.

Mais est-ce bien cela qui doit nous occuper?

Sous l'influence de l'eau en boisson et des vapeurs des salles d'aspiration, les malades crachent plus facilement, n'éprouvent plus de douleurs post-sternales ou névralgiques intercostales dont beaucoup se plaignent. Le murmure respiratoire se fait entendre de nouveau là où des congestions répétées l'avaient amoindri ou fait disparaître. La respiration est plus libre, il y a surtout un sentiment de bien-être que le malade éprouve lorsqu'il se repose au lit après sa séance dans les salles d'inhalation. Ce sentiment de bien-être n'est pas d'ailleurs spécial à Royat et au Mont-Dore, on le ressent au hammam ou aux bains russes à la sortie de l'étuve.

Lorsque le malade s'approche de la fin de la cure, les urines et les sueurs deviennent moins abondantes ; il éprouve un certain dégoût pour l'eau, la langue devient quelquefois saburrale ; c'est ce que l'on est convenu d'appeler la période de saturation.

En fait de phénomènes critiques pendant la cure, je n'ai à signaler pour les premiers jours qu'une sorte de lassitude ou de courbature générale, surtout lorsque le malade baigne et que l'on a appelée improprement la fièvre thermale. La désignation *Courbature thermale* serait plus juste.

Il n'y a d'exceptions spéciales que les poussées à la peau chez ceux qui sont atteints d'une affection cutanée, — et même ce n'est pas la règle, — en fait d'*herpès labialis, prœputialis* ou autre, je n'en ai vu survenir que chez ceux qui, par des imprudences comme on en commet souvent dans les villes d'eaux, contractent un refroidissement, prennent un rhume ou mal à la gorge.

C'est alors ou consécutivement à la cure, et l'hiver seul doit servir de pierre de touche, que les malades accusent une amélioration, sinon une guérison complète, et je crois, comme l'écrit sagement Pidoux, qu'une cure de vingt à vingt-cinq jours est impuissante, comme on le prétend à tort, pour modifier en tout une affection chronique. Il faut être plus réservé, et, comme le dit encore Pidoux, la médecine doit être modeste, surtout devant la phthisie.

Où veux-je en venir? A montrer que les eaux de Royat renfermant de l'arséniate de soude combiné aux bicarbonates alcalins contiennent aussi un agent modificateur puissant. Le docteur Emond *(La phthisie aux Eaux du Mont-Dore)* n'invoque pas d'autre cause à l'action thérapeutique des Eaux de cette station.

Voilà ce que j'aurais à dire, si j'avais recours à la théorie chimique, celle qui contente le mieux les esprits dits positifs. Mais où trouver le principe actif, le seul, le vrai? Est-ce l'arsenic? Sont-ce les alcalins? Est-ce le chlorure de sodium? Est-ce ceci, est-ce cela? Nous n'en savons rien, et savoir qu'on ne sait pas est déjà quelque chose, comme dit Labat. Tout le reste n'est que théorie. On a reproché à l'ancienne médecine d'amalgamer dans des assemblages sans nom des quantités de substances hétérogènes souvent étonnées de se trouver ensemble et administrées aux malades, dans cette pensée, que la maladie saurait bien trouver dans le tas, le médicament approprié. Ce n'est pas ainsi, Dieu merci! qu'on fait aujourd'hui de la thérapeutique, et l'on a pris sagement le parti, pour expérimenter un médicament, de le donner seul, soit à l'homme sain, soit à l'homme malade.

Pouvons-nous agir de cette façon et suivre cette méthode aux eaux minérales? Non. Car nous ne pouvons pas isoler tel ou tel sel, telle ou telle combinaison chimique, et il faut bon gré mal gré accepter en masse ce remède complexe appelé de l'eau minérale et l'administrer tel qu'il nous est fourni par la nature. Nous est-il possible alors, et en bonne justice, de raisonner sur l'action spéciale de telle ou telle partie de ce tout dont nous ne pouvons pas la séparer? Non, mille fois non. Il faut donc, malgré nous, en revenir à la clinique, à l'expérience, attendre et observer. Toute théorie s'efface devant les faits.

Quant aux salles d'aspiration, qu'y respire le malade? De la vapeur d'eau, de l'acide carbonique, les sels mêmes de l'eau contenus à dose infinitésimale dans les vapeurs (voir Huguet, *Analyse des vapeurs des salles d'inhalation de Royat*) et qui vont agir à titre de sédatif ou d'agent topique ou absorbable sur la vaste surface respiratoire.

Là encore, nous sommes obligés d'écouter les malades. Or, qu'éprouvent-ils dans ces salles d'inhalation? Rarement de la gêne, si ce n'est cependant quand ils y pénètrent, lorsqu'elles sont en plein fonctionnement, quelquefois de la céphalalgie, lorsque la température est portée trop haut, ce qui n'arrive pas pour nos salles, dont la chaleur moyenne ne dépasse jamais 30° centigrades. Là, ils crachent plus facilement, la respiration devient plus ample, un sentiment de bien-être les envahit, la peau se couvre d'une sueur plus ou moins abondante et c'est dans cet état qu'ils gagnent leur lit, en se garant des transitions de température.

Il y a donc un double effet : effet topique produit sur les muqueuses pulmonaires, effet produit sur la peau. Là est l'action thérapeutique.

Le séjour dans les salles d'inhalation ne pousse pas aux congestions pulmonaires ni à l'hémoptysie. J'en ai rarement vu survenir et mes confrères tiennent le même langage. Par mesure de précaution d'ailleurs, on a l'habitude de donner des bains de pieds chauds ou sinapisés aux malades à la sortie de l'inhalation, dans un vestibule bien clos et chauffé.

C'est dans ces conditions que les coryzas, les laryngites, les bronchites chroniques, soit rhumatismales, soit tuberculeuses, trouvent dans l'inhalation de Royat un remède de premier ordre, quoi qu'on en dise, remède anticongestif par excellence, sédatif et non excitant, et dont les malades retirent le meilleur effet.

L'asthme humide des goutteux, le catarrhe chronique si fréquent chez les gens du Nord, qui habitent des climats froids et humides, et surtout le coryza des arthritiques, se trouvent bien de cette méthode. Ce coryza est une affection singulière caractérisée anatomiquement par une inflammation passagère, intermittente, périodique, de la membrane de Schneider, inflammation se propageant à la muqueuse oculaire, à l'arrière-gorge, au larynx et à la trachée. C'est ce que l'on a appelé la fièvre de foin, le *hay-fever*, et elle a cela de remarquable qu'il se produit toujours des symptômes identiques, comme l'éternuement, l'enchifrènement, la sécrétion plus ou moins abondante de mucosités épaisses et adhérentes, la perte ou la diminution de l'odorat. Ce coryza réapparaît sous l'influence de la moindre cause, du froid comme de la chaleur, d'un courant d'air, d'odeurs fortes, de toute chose enfin pouvant déterminer de l'hypérémie des muqueuses respiratoires supérieures.

Le pharynx et le larynx n'en sont pas exempts ; il y a comme de l'œdème rouge et de l'épaississement de tous ces tissus. L'examen laryngoscopique le démontre amplement. Enfin, lorsque l'irritation a été très vive, il s'opère une véritable desquamation épithéliale qui oblige à des précautions indispensables dans le traitement et à se garder surtout des moyens violents comme la pulvérisation.

Il y a comme un point d'arrêt à la base de la trachée et le mal la dépasse rarement. Cette poussée catarrhale affecte donc la forme ovalaire, en prenant depuis le haut du visage pour se terminer en pointe à l'extrémité trachéale, aussi lui ai-je donné le nom *d'œuf arthritique*, laissant cette dénomination pour ce qu'elle vaut.

En résumé, et pour ne pas éterniser la discussion, la cure de Royat amène, les premiers jours surtout, la diurèse et l'expulsion de sables uriques, la diaphorèse par les vapeurs de l'inhalation et l'ingestion de l'eau; elle agit à titre de sédatif et d'anticongestif sur les muqueuses respiratoires enflammées par le principe arthritique ou tuberculeux.

Les symptômes dus à l'arthritisme peuvent s'effacer ou disparaître sous l'influence de la cure; quant aux tubercules, c'est autre chose, et nous n'avons que la prétention fort modeste, et c'est bien assez! de diminuer ou arrêter dans sa marche l'irritation et les poussées inflammatoires ou congestives qui s'accomplissent autour d'eux, de calmer la toux et les douleurs thoraciques des malheureux pulmoniques.

La guérison radicale de la phthisie est chose rare, et je ne sache pas qu'aucune cure thermale la procure; elle l'enraye, elle la retarde dans sa marche, la rend stationnaire ou l'amoindrit, et c'est tout. Dans les relations diplomatiques, on appelle cela « la paix armée ». Sachons nous en contenter et que notre ambition modeste se borne à rendre la vie plus acceptable au malheureux phtisique, en diminuant ses souffrances. Je ne crois guère avec Pidoux aux phthisies guéries en vingt jours.

Il est une dernière considération qui a bien son importance et sur laquelle je dois insister, c'est que Royat se trouve à 450 mètres d'altitude, par conséquent dans une région tempérée. La moyenne thermométrique est donc plus élevée que dans d'autres stations plus élevées où l'on traite les affections des voies respiratoires et où le climat convient peu aux phthisiques. Et n'est-ce pas une question à envisager que d'envoyer des malades dont la poitrine est délicate dans des régions montagneuses où la neige tombe quelquefois en plein été, où les changements atmosphériques brusques, déjà pénibles pour les bien portants, deviennent funestes pour les valétudinaires et des gens dont la poitrine n'en peut mais!

Royat est à 450 mètres d'altitude, le mont Dore à 1,052. Différence, 602 mètres. Ce qui suppose un refroidissement de 3 à 4 degrés d'après la loi des températures décroissantes avec l'élévation. Il s'en suit, dit Labat, que la saison des bains ne dure que deux mois au mont Dore et près de cinq mois à Royat où en octobre les malades peuvent faire la cure de raisin.

Avec Durand-Fardel, je serai donc contre le climat froid et humide, surtout sachant que la peau fonctionnant d'une manière supplémentaire sous l'influence de la cure thermale, les malades sont plus exposés et plus sensibles aux refroidissements.

On me répondra que l'on envoie bien des phthisiques à Davos, à Saint-Moritz, à Penticosa, mais ces plateaux sont secs et abrités, en hiver le soleil y luit et dans la journée les pulmoniques peuvent sortir comme à Nice ou à Menton. Je ne le nie point. Mais les malades jouissent là d'une température peu variable et ne sont pas soumis à une cure où les fonctions cutanées sont constamment excitées, — ce qui constitue un danger.

Il faut en tout une conclusion et je conclus :

1° Que Royat, par la tradition, son climat, la composition chimique de ses eaux, par ses méthodes de traitement et par l'expérience clinique de chaque année, est indiqué dans la thérapeutique des maladies des voies respiratoires d'origine arthritique ou catarrhale, surtout quand les individus qui en sont atteints présentent en même temps de l'anémie générale;

2° Que ses eaux ont une action sédative anticongestive et résolutive sur tout processus inflammatoire des organes de la respiration;

3° Que, par son altitude moyenne (450 mètres), il n'expose pas les malades qui y séjournent à ces variations atmosphériques subites et à ces brusques refroidissements qui leur sont si funestes.

IMPRIMERIE CENTRALE DES CHEMINS DE FER. — IMPRIMERIE CHAIX
RUE BERGÈRE, 20, PARIS. — 10664-5.

OUVRAGES DU MÊME AUTEUR :

De l'emploi du chloroforme dans les accouchements. Paris, 1867.

Des fractures traumatiques du larynx. 1868.

Des effets de la foudre sur l'homme. 1872.

Étude sur les effets de la morsure de la vipère en Auvergne. 1873.

Note sur la Raudanite. 1875.

De la Lithine dans les eaux minérales de Royat. — En collaboration avec M. Truchot, 1875.

Note sur l'Épistaxis épidémique. 1877.

De l'anémie et de la chlorose ; leur traitement à Royat. 1878. — Ouvrage couronné par l'Académie de médecine. (Médaille d'argent.)

Des effets physiologiques et thérapeutiques du gaz acide carbonique à Royat. 1870.

Conférence sur la scrofule. — Faite au Dispensaire municipal de Clermont-Ferrand, 1883.

Note sur les thermes romains de Royat. 1883.

Huit jours en Écosse. — Le tercentenaire de l'Université d'Édimbourg. 1885.

www.ingramcontent.com/pod-product-compliance
Ingram Content Group UK Ltd.
Pitfield, Milton Keynes, MK11 3LW, UK
UKHW022203190726
13855UKWH00004B/1601